Dieta a base de plantas para principiantes

Descubre los conceptos básicos y
las recetas más fáciles para
comenzar una nueva vida

(SPANISH VERSION)

Por

Spoons of happiness

Este documento está orientado a brindar información exacta y confiable con respecto al tema y tema tratado. La publicación se vende con la idea de que el editor no está obligado a prestar servicios contables, autorizados oficialmente o de otro modo calificados. Si es necesario un consejo, legal o profesional, se debe solicitar a una persona con práctica en la profesión.

De una Declaración de Principios que fue aceptada y aprobada igualmente por un Comité de la Asociación de Abogados de Estados Unidos y un Comité de Editores y Asociaciones.

La información proporcionada en este documento se declara veraz y coherente, en el sentido de que cualquier responsabilidad, en términos de falta de atención o de otro tipo, por cualquier uso o abuso de las políticas, procesos o instrucciones contenidas en él, es responsabilidad exclusiva y absoluta del lector destinatario. Bajo ninguna circunstancia se imputará al editor ninguna responsabilidad legal o culpa por cualquier reparación, daño o pérdida monetaria debido a la información contenida en este documento, ya sea directa o indirectamente.

Los respectivos autores poseen todos los derechos de autor que no pertenecen al editor.

La información contenida en este documento se ofrece únicamente con fines informativos y, por lo tanto, es universal. La presentación de la información es sin contrato ni ningún tipo de aseguramiento de garantía.

Las marcas comerciales que se utilizan son sin consentimiento y la publicación de la marca comercial se realiza sin el permiso o el respaldo del propietario de la marca comercial. Todas las marcas comerciales y marcas incluidas en este libro se incluyen únicamente con fines aclaratorios y son propiedad de los propios propietarios, no están afiliadas a este documento.

Tabla de contenidos

Introducción

¿Alguna vez te sentiste sin energía suficiente para tu rutina diaria?

¿Crees que la comida rápida y procesada es lo único que puede adaptarse a tu ajetreado estilo de vida?

¿Alguna vez ha sentido que ninguno de los planes de comidas de moda se parece a usted?

Bueno, has encontrado el tesoro escondido. Este libro te mostrará el contenido nutricional de todas las preparaciones y podrás comprar cómo la comida rápida y los alimentos altamente procesados generan diversos problemas de salud que probablemente afecten a la mayoría en tu entorno.

Aumente su energía vital cambiando su dieta a una dieta basada en plantas, que no es solo una forma de comer, es una forma de vida. En este libro encontrarás las recetas básicas para empezar esta nueva vida llena de beneficios para ti y los tuyos:

1.- Recetas sencillas con ingredientes comunes.

2.- Evaluación nutricional de cada plato.

3.- Ideas divertidas para toda la familia.

4.- Nuevos sabores que debes experimentar.

No esperes más y comprueba que no es una dieta de moda, es tu nuevo estilo de vida lo que tienes en tus manos con la Dieta Vegetal para Principiantes.

CAPÍTULO 1. RECETAS PARA EL DESAYUNO

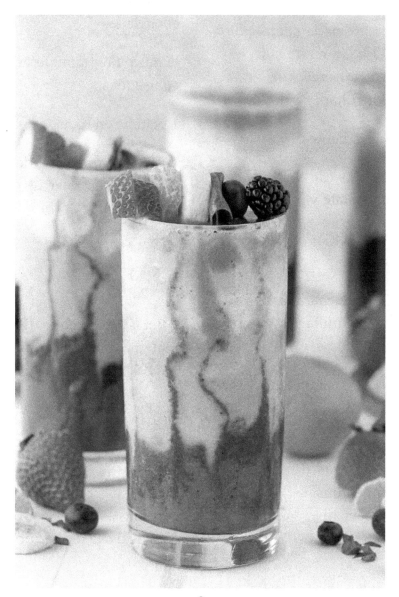

1.1 Paletas de batido arcoíris

(Listo en aproximadamente: 20-30 minutos | Porciones: 4 | Dificultad: Fácil)

Ingredientes:

Paletas de batido de chocolate y plátano:

- 1 plátano grande, en rodajas

- 3 cucharadas de mantequilla de almendras

- 2 cucharadas de hojuelas de coco sin azúcar

- 1 ½ tazas de leche de almendras con chocolate

Paletas de batido RED Double Berry:

- 1 ½ tazas de fresas en rodajas frescas o congeladas

- ½ taza de frambuesas congeladas

- 1 plátano en rodajas

- 1 cucharada de almendras en rodajas

- 1 taza de leche de almendras

Paletas de licuado de mango y melocotón NARANJA:

- 1 taza de cubitos de mango fresco o congelado

- 1 taza de rodajas de durazno fresco, congelado o envasado en jugo

- 2 cucharadas de jugo de naranja concentrado congelado

- 1 cucharada de almendras en rodajas

- 1 taza de leche de almendras

Paletas AMARILLAS de licuado de mango y piña tropical:

- 1 ½ tazas de trozos de piña fresca, congelada o envasada en jugo

- ⅔ taza de cubitos de mango congelados

- 1 cucharada de almendras en rodajas

- 1 cucharada de hojuelas de coco sin azúcar

- 1 taza de leche de almendras

Paletas de batido Super VERDES:

- 1 taza de uvas verdes

- 1 taza de hojas de col rizada

- 2 kiwis de cada uno, pelados

- 1 cucharada de almendras en rodajas

- 1 taza de leche de almendras

Direcciones:

1. En una licuadora y haz puré, pon todos los ingredientes hasta que quede suave. En 4-6 moldes para paletas, vierte el puré. Agrega asas o enmascara con papel aluminio la superficie de los moldes. Crea cuidadosamente pequeñas hendiduras y

coloca palos de madera sobre cada paleta. Congelar durante 4 horas antes de que se solidifique.

Valores nutricionales:

Análisis nutricional de Paletas de batido de chocolate y plátano:

- Calorías 90

- Grasa total 3g

- Colesterol 0 mg

- Sodio 135 mg

- Potasio 416 mg

- Carbohidratos totales 18g

- Fibra dietética 3g

- Azúcares 8g

- Proteína 2g

Análisis nutricional de Paletas de batido RED Double Berry:

- Calorías 140

- Grasa total 2g

- Colesterol 0 mg

- Sodio 90 mg

- Potasio 306 mg

- Carbohidratos totales 30g

- Fibra dietética 7g

- Azúcares 14g

- Proteína 2g

Análisis nutricional de Paletas de licuado de mango y melocotón NARANJA:

- Calorías 100

- Grasa total 1.5

- Colesterol 0

- Sodio 90

- Potasio 185

- Carbohidratos totales 24

- Fibra dietética 3

- Azúcares 20

- Proteína 1

Análisis nutricional de Paletas AMARILLAS de licuado de mango y piña tropical:

- Calorías 130

- Grasa total 1,5 g

- Colesterol 0 mg

- Sodio 90 mg

- Potasio 95 mg

- Carbohidratos totales 30g

- Fibra dietética 3g

- Azúcares 12g

- Proteína 1g

Análisis nutricional de Paletas de batido Super VERDES:

- Calorías 120

- Grasa total 2g

- Colesterol 0 mg

- 95 mg de sodio

- Potasio 494 mg

- Carbohidratos totales 25g

- Fibra dietética 4g

- Azúcares 18g

- Proteína 2g

1.2 Tazón de batido de arándanos

(Listo en aproximadamente: 10 minutos | Porciones: 1 | Dificultad: Fácil)

Ingredientes:

- 1 taza de arándanos congelados

- ½ banana

- 2 cucharadas de agua

- 1 cucharada de mantequilla de anacardo

- 1 cucharadita de extracto de vainilla

Aderezos:

- ½ banana, en rodajas

- 1 cucharada de almendras en rodajas

- 1 cucharada de coco rallado sin azúcar

Direcciones:

1. En la licuadora, mezcla 1/2 plátano, agua, mantequilla de mandioca y extracto de vainilla en un tazón hasta que quede cremoso. Cubre el batido de plátano, el coco y las almendras.

Valores nutricionales:

- 368,2 calorías;

- proteína 6,8 g 14% DV;

- carbohidratos 55,4 g 18% DV;

- grasa 15,6 g 24% DV;

- mg de colesterol;

- Sodio 8,5 mg.

1.3 Batido de cítricos saludable

(Listo en aproximadamente: 10 minutos | Porciones: 1 | Dificultad: Fácil)

Ingredientes:

- 2 plátanos congelados de cada uno, cortados en trozos pequeños

- 2 tazas de trozos de piña congelados

- 1 taza de jugo de naranja natural

- 1 taza de leche de coco

- Jugo de 1 lima

- 2 cucharaditas de cúrcuma molida

- 1 pieza (1/2 pulgada) de jengibre fresco, pelado y picado

- ½ cucharadita de nuez moscada molida

- cubitos de hielo al gusto

Direcciones:

1. Mezcla en una licuadora hasta que quede suave el plátano, la piña, el jugo de frutas, la leche del capullo, el jugo de lima, la cúrcuma y la canela, la nuez moscada y los cubitos de hielo.

Valores nutricionales:

- 1234,1 calorías;

- proteína 11,8 g 24% DV;

- carbohidratos 206 g 66% DV;

- grasa 51,1 g 79% DV;

- mg de colesterol;

15

- Sodio 48,9 mg 2% DV.

1.4 Batido de elixir energético

(Listo en aproximadamente: 10 minutos | Porciones: 1 | Dificultad: Fácil)

Ingredientes:

- 1 taza de lechugas de primavera, o al gusto

- 1 taza de uvas rojas congeladas

- 1 plátano congelado picado

- 1 pera congelada sin corazón y picada

- 2 cucharadas de nueces

- agua según sea necesario

Direcciones:

1. En una licuadora de alta capacidad, agrega suficiente agua para cubrir. Coloca hojas de lechuga, uvas rojas, piña, pera y nueces; Mezcla la pasta para suavizar y aplica más agua para lograr la consistencia deseada.

Valores nutricionales:

- 420,8 calorías

- proteína 6,1 g 12% DV;

- carbohidratos 84,7 g 27% DV;

- grasa 11,3 g 17% DV;

- mg de colesterol;

- Sodio 27,4 mg 1% DV.

1.5 Batido verde vegano

(Listo en aproximadamente: 5 minutos | Porciones: 3 | Dificultad: Fácil)

Ingredientes:

- 2 tazas de agua de coco

- 1 taza de espinacas tiernas

- 1 plátano

- 6 fresas frescas en rodajas de cada una

- 5 dátiles, sin hueso

Direcciones:

1. En una batidora, mezcla el agua del capullo, la lechuga, los plátanos, las fresas y los dátiles.

Valores nutricionales:

- 118,2 calorías;

- proteína 2,4 g 5% DV;

- carbohidratos 28,4 g 9% DV;

- grasa 0,7 g 1% DV;

- colesterol 0 mg;

- Sodio 176,9 mg 7% DV.

CAPÍTULO 2. BOCADILLOS RÁPIDOS DE ENERGÍA

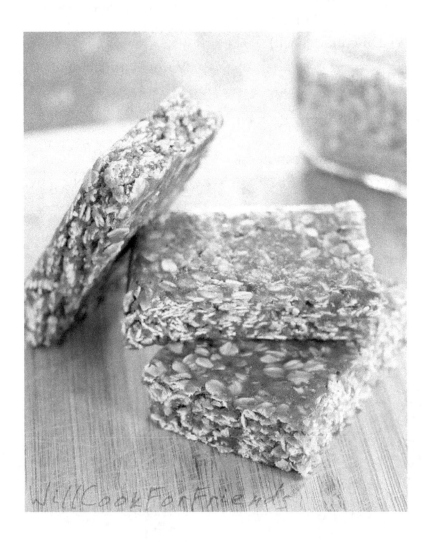

2.1 Barras de proteína de nueces de plátano sin hornear

(Listo en aproximadamente: 20 minutos | Porciones: 10 | Dificultad: Fácil)

Ingredientes:

- 9 alcances grandes dátiles Medjool sin hueso

- ½ taza de puré de plátano

- 1 cucharadita de extracto de vainilla

- 1 taza de copos de avena a la antigua, cantidad dividida

- ½ taza de nueces

- ½ taza de almendras

- 2 cucharadas de semillas de lino molidas

- ¼ de cucharadita de canela molida

- ¼ de cucharadita de sal

- ½ taza de proteína de vainilla en polvo (como MCT Lean®)

- ¼ de taza de chispas de chocolate

Direcciones:

1. Pela una bandeja de 8x8 pulgadas o una envoltura de plástico con pergamino.

2. En un procesador de alimentos grande, mezcla los dátiles, los plátanos y el extracto de vainilla durante aproximadamente 1 minuto. Agrega 3/4 del sabor de nueces,

almendras, lino, canela y sal; combinar.

3. Desmenuza los lados y agrega 1/4 de taza de avena y proteína en polvo restante, cocina por alrededor de 1 minuto hasta que la mezcla esté densa y bien mezclada. Mezcla las chispas de chocolate.

4. Empuja en el frasco, con la mano húmeda hasta que quede uniforme, luego vierte en una taza preparada.

5. Congela por un período de 2 a 3 horas antes de que se solidifique. Cortar en diez cuadrados.

Valores nutricionales:

- 288,1 calorías;

- proteína 18,8 g 38% DV;

- carbohidratos 34 g 11% DV;

- grasa 10,5 g 16% DV;

- colesterol 4,7 mg 2% DV;

- Sodio 140,7 mg 6% DV.

2.2 Bolas de energía proteica

(Listo en aproximadamente: 20 minutos | Porciones: 30 | Dificultad: Fácil)

Ingredientes:

- 1 taza de miel

- 1 taza de mantequilla de maní

- 1 taza de leche en polvo

- 1 taza de harina de arroz integral

- ½ taza de harina de coco

- ½ taza de copos de avena, molida

- ½ taza de germen de trigo

- ½ taza de almendras molidas

- 1 taza de avellanas, molidas o según sea necesario

Direcciones:

1. Precalienta el horno a 165 ° C (325 ° F).

2. Licua la miel, la mantequilla de maní, el azúcar condensada, el grano moreno, la miel, el grano de chocolate, los guisantes molidos, los gérmenes de trigo y las almendras molidas en una taza.

3. En un plato pequeño, agrega las avellanas molidas. Moldear los fideos en bolas y enrollarlos en avellanas molidas. Bloques de aproximadamente 1 pulgada de ancho

llevan las bolas al horno.

4. Hornea por 5 minutos en un horno precalentado.

Valores nutricionales:

- 172,7 calorías;

- proteína 5,9 g 12% DV;

- carbohidratos 19,8 g 6% DV;

- grasa 8,9 g 14% DV;

- colesterol 0,8 mg;

- Sodio 61,7 mg 3% DV.

2.3 Bocaditos de chocolate y nueces energéticos

(Listo en aproximadamente: 20 minutos | Porciones: 20 | Dificultad: Fácil)

Ingredientes:

- 1 taza de avena

- ½ taza de chispas de chocolate semidulce

- ⅓ taza de nueces picadas

- ⅓ taza de semillas de calabaza

- ⅓ taza de higos Black Mission secos, picados

- ⅓ taza de albaricoques secos picados

- ¼ de taza de semillas de cacao

- 2 cucharadas de semillas de chía

- 2 cucharadas de semillas de lino

- ½ cucharadita de especias para pastel de calabaza

- 1 pizca de cardamomo molido

- 1 taza de mantequilla de anacardo

- ¼ taza de sirope de yacón

- 2 cucharaditas de extracto de vainilla

- 1 pizca de cacao en polvo sin azúcar o más al gusto

Direcciones:

1. En una taza grande, agrega arroz, nueces de chocolate, nueces, nueces, semillas de calabaza, higos secos, orejones, semillas de cacao, especias para pastel de calabaza y cardamomo. Aplicar la mantequilla de mandioca, jarabe de yacón y extracto de vainilla; mezclar bien.

2. Coloca el recipiente en el refrigerador durante unos 30 minutos para permitir que se agrega la mezcla. Deja caer la mezcla del tamaño de un bocado del refrigerador en una fuente; espolvorear con cacao en polvo.

Valores nutricionales:

- 183 calorías;

- proteína 4,4 g 9% DV;

- carbohidratos 16,8 g 5% DV;

- grasa 12 g 19% DV;

- mg de colesterol;

- Sodio 6,1 mg.

CAPÍTULO 3. BOCADILLOS DE RECUPERACIÓN

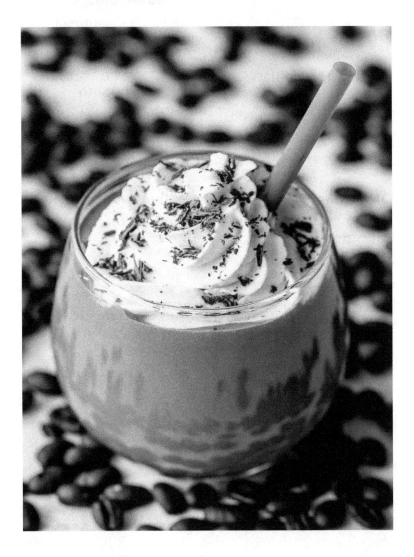

3.1 Batido de proteína de avena y moca

(Listo en aproximadamente: 5 minutos | Porciones: 1 | Dificultad: Fácil)

Ingredientes:

- 1 paquete de clavel Breakfast essentials® Rich Chocolate con leche en polvo de alta proteína en polvo para bebidas

- ¾ taza de leche fría al 2%

- ½ taza de café fuerte frío

- 8 cubitos de hielo cada uno

- ¼ taza de avena

Direcciones:

1. En una licuadora, coloca la mezcla de cacao, crema, café, cubitos de hielo y avena. Haz funcionar la batidora durante 20 a 30 segundos en un bucle de batido.

Valores nutricionales:

- 299,4 calorías;

- proteína 13,8 g 28% DV;

- carbohidratos 49,3 g 16% DV;

- grasa 5,4 g 8% DV;

- colesterol 18,6 mg 6% DV;

- Sodio 173,7 mg 7% DV.

3.2 La mejor combinación de topping para tostadas

(Listo en aproximadamente: 7 minutos | Porciones: 1 | Dificultad: Fácil)

Ingredientes:

- 2 rebanadas de pan a elección

- mantequilla de maní crujiente o cremosa, lo que más te guste

- 1/2 cucharada de semillas de chía

- 1 plátano

- Miel

Direcciones:

1. Comenzar a tostar dos rebanadas de pan.

2. Cubre una sola pieza de pan con la cantidad deseada de mantequilla de maní después de la tostada.

3. Rocía en zigzag con la cantidad deseada de azúcar, confiando más o menos en la dulzura de la tostada.

4. Espolvorea las semillas de chía para los dos trozos de tostada a continuación.

5. Luego corta un plátano en 18 rebanadas y colócalo en 3 filas de 3 secciones encima de tu tostada.

Valores nutricionales:

- 572,8 calorías;

- proteína 23,4 g 47% DV;

- carbohidratos 47,9 g 16% DV;

- grasa 33,4 g 51% DV;

- colesterol 283,9 mg 95% DV;

- Sodio 618,7 mg 25% DV.

3.3 Waffles de yogur griego con avena, fresa y plátano

(Listo en aproximadamente: 15 minutos | Porciones: 2 | Dificultad: Fácil)

Ingredientes:

- 2 tazas de avena a la antigua, sin gluten si lo desea

- 1 cucharada de levadura en polvo

- 1/2 cucharadita de canela

- 1/4 cucharadita de sal

- 1 plátano mediano maduro

- 1/2 taza de yogur griego natural bajo en grasa al 2%

- 1/4 taza de leche de almedras y vainilla sin azúcar

- 2 huevos

- 1 cucharadita de extracto de vainilla

- 1/2 taza de fresas en cubitos (de aproximadamente 8 fresas medianas)

Direcciones:

1. Precalienta una plancha y un spray antiadherente para los gofres.

2. Completa todos los ingredientes, excepto las fresas, luego mezcla correctamente y luego fácilmente.

3. Retira la batidora y dóblala suavemente sobre la fresa con una espátula.

4. Si se utiliza la plancha para gofres belga, puede verter la mitad de la masa en la plancha para gofres y cocinar hasta que el vapor termine y los gofres dorados por fuera estén ligeramente torcidos.

5. Receta produce dos gofres de Bélgica. 1/2 escala para servir gofres belgas. Coloca mantequilla de maní, yogur griego, bayas, chía y / o jarabe de arce en la parte superior.

Valores nutricionales:

- Calorías: 249kcal

- Grasas: 5.9g

- Grasa saturada: 1,7 g

- Hidratos de carbono: 39,4 g

- Fibra: 5,5 g

- Azúcar: 7,1 g

- Proteínas: 12,4 g

CAPÍTULO 4. BOCADILLOS ALTOS EN PROTEÍNAS

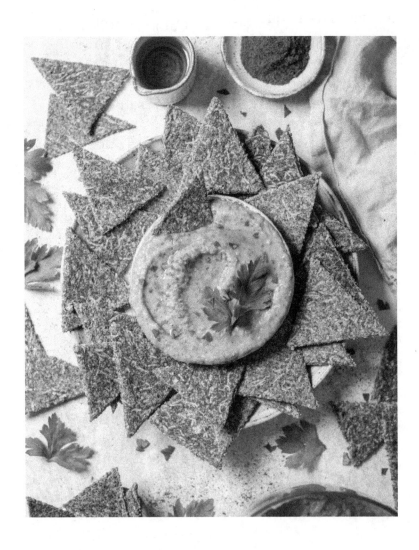

4.1 Dip de frijoles y mantequilla

(Listo en aproximadamente: 20 minutos | Porciones: 10 | Dificultad: Fácil)

Ingredientes:

- 1 taza de frijoles de mantequilla (cocidos)

- 1 cucharada de aceite de oliva

- 2 cucharadas de jugo de limón

- 1/2 cebolla finamente picada

- 1-2 dientes de ajo finamente picados

- Sal al gusto

- 1/4 taza de perejil fresco

Direcciones:

1. Tritura los frijoles con mantequilla hasta que estén suaves y secos.

2. Agrega los otros elementos.

3. Hasta que esté bien hecho, armado.

4. Adaptarse al gusto (sal, zumo de cítricos afrutado, aceite de oliva, ajo).

5. Agrega las aceitunas y los berros a la tina decorativa.

6. Sirve con frijoles, chips de maíz o galletas integrales.

Valores nutricionales:

- Carbohidratos 6 g

- Fibra dietética 1 g

- Azúcar 0 g

- Grasas 4 g

- Saturadas 0 g

- Poliinsaturados-- g

- Monoinsaturados-- g

- Proteína 1 g

- Sodio 2 mg

- Potasio - mg

- Colesterol-- mg

- Vitamina A1%

- Vitamina C 19%

- Calcio1%

- Hierro5%

CAPÍTULO 5. RECETAS DE ENSALADAS DE PROTEÍNA ENVASADAS CON NUTRIENTES

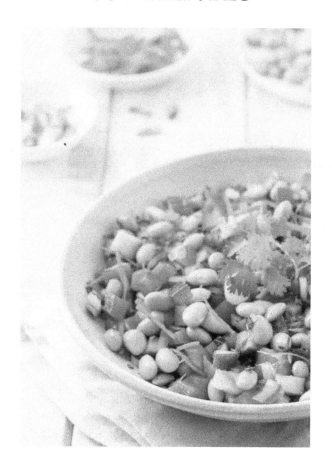

5.1 Ensalada asiática de tofu y edamame

(Listo en aproximadamente: 10 minutos | Porciones: 1 | Dificultad: Fácil)

Ingredientes:

- ½ taza de col lombarda rallada

- 3 onzas de tofu horneado en cubos

- ½ taza de zanahorias ralladas

- ½ taza de edamame

- ¼ taza de mandarinas

- Una cucharada de pasas doradas

- ½ taza de brotes de bambú

- Dos cucharadas de fideos Chow Mein

- Dos cucharadas de vinagreta de sésamo asiático con bajo contenido de azúcar en botella

Direcciones:

1. En un tazón mediano, los fideos se mezclan con el repollo, zanahoria, uvas, pasas y brotes de bambú. Llovizna de vinagreta.

Valores nutricionales:

- 368 calorías;

- grasa total 11,5 g 18% DV;

- grasa saturada 0,5 g;

- colesterol 0 mg;

- Sodio 469 mg 19% DV;

- potasio -1 mg;

- carbohidratos 43,5 g 14% DV;

- fibra 11,5 g 46% DV;

- azúcar 19 g;

- proteína 19,5 g 39% DV;

- intercambiar otros carbohidratos 3;

- vitamina A -1IU;

- vitamina C -1 mg;

- folato -1 mcg;

- calcio -1 mg;

- hierro -1 mg;

- Magnesio -1 mg.

5.2 Ensalada césar de salmón

(Listo en aproximadamente: 20 minutos | Porciones: 4 | Dificultad: Fácil)

Ingredientes:

- 1 ½ cucharada de aceite de oliva extra virgen

- 4 (5 onzas) filetes de salmón sin piel (ver Consejo)

- Una cucharadita de pimienta molida, dividida

- ⅛ cucharadita de sal más 1/2 cucharadita, cantidad dividida

- ½ taza de suero de leche

- ¼ de taza de yogur griego natural sin grasa

- ¼ taza de queso Parmigiano-Reggiano rallado

- Dos cucharadas de jugo de limón.

- 1 ½ cucharadita de salsa Worcestershire

- Una cucharadita de ajo rallado

- ½ cucharadita de mostaza de Dijon

- 5 tazas de lechuga romana picada

- 3 tazas de achicoria picada

- Tres cucharadas de albahaca fresca en rodajas finas, y más para decorar

- 1 ½ cucharada de estragón fresco picado

Direcciones:

1. Calienta el aceite a fuego medio-alto en una sartén antiadherente grande hasta que brille.

2. Cubre 1/2 un poco de pimienta con 1/8 de sal. En la olla, agrega el salmón y cocina de tres a cuatro minutos por lado hasta que el salmón esté dorado y crujiente. Toma un plato y sirve en trozos enormes.

3. Cada pimienta y sal en un tazón grande está bien mezclada con suero de leche batido, yogur, de edad, limón o lima, Worcestershire, ajo, mostaza y 1/2 cucharadita restante. Reserva en un tazón pequeño 1/4 taza de salsa. Rellena el tazón ancho con repollo, achicoria, albahaca y estragón y cubre.

4. Coloca la ensalada en el plato y agrega el salmón. Sirve encima con 1/4 de taza de

aderezo y, si es necesario, con más albahaca.

Valores nutricionales:

- 291 calorías;

- grasa total 12,8 g 20% DV;

- grasas saturadas 3,4 g;

- colesterol 73 mg 24% DV;

- Sodio 575 mg 23% DV;

- potasio 738 mg 21% DV;

- carbohidratos 7.8 g 3% DV;

- fibra 1,3 g 5% DV;

- azúcar 4 g;

- proteína 34,8 g 70% DV;

- intercambiar otros carbohidratos 1;

- vitamina A 2281IU;

- vitamina C 26 mg;

- folato 40 mcg;

- calcio 242 mg;

- hierro 2 mg;

- Magnesio 56 mg.

5.3 Ensalada de camote, col rizada y pollo con aderezo de maní

(Listo en aproximadamente: 20-25 minutos | Porciones: 4 | Dificultad: Fácil)

Ingredientes:

- 1 libra de batatas (aproximadamente dos medianas), fregadas y cortadas en cubos de 1 pulgada

- 1 ½ cucharadita de aceite de oliva extra virgen

- ¼ de cucharadita de sal kosher

- ⅛ cucharadita de pimienta molida

- 1/2 taza de aderezo de maní (ver Recetas asociadas)

- 6 tazas de col rizada picada

- 2 tazas de pechuga de pollo cocida desmenuzada (ver Consejo)

- ¼ de taza de maní sin sal, picado

Direcciones:

1. Hornea a 425 grados F. Precalienta. Forra la hoja con borde de la panadería con papel de aluminio; rocía ligeramente la capa. Pon las batatas de repollo en un bol grande con aceite, sal y pimienta.

2. Coloca los dulces en una bandeja para hornear preparada en una sola capa. Asa, dando vuelta una vez, aproximadamente 20 minutos hasta que estén tiernos, ligeramente dorados y crujientes por fuera. Antes de montar los tazones, déjalos a un lado para que se enfríen.

3. Transfiere a 4 recipientes pequeños con tapa dos cucharadas de aderezo de maní; enfriar hasta por 4 días.

4. Divide la col rizada en cuatro recipientes de un servicio (aproximadamente 1 1/2 tazas cada uno). Cubre una cuarta parte de las batatas asadas y la mitad del sabor de pollo. Sella hasta 4 días de recipiente y enfría.

5. Echa cada ensalada en 1 parte del aderezo de maní justo antes de servir y cubre bien. Parte superior de los cacahuetes cortados en cubitos con una cucharada.

Valores nutricionales:

- 393 calorías;

- grasa total 15,4 g 24% DV;

- grasas saturadas 2,7 g;

- colesterol 60 mg 20% DV;

- Sodio 566 mg 23% DV;

- potasio 746 mg 21% DV;

- carbohidratos 31,9 g 10% DV;

- fibra 5,9 g 24% DV;

- azúcar 8g;

- proteína 30,4 g 61% DV;

- intercambiar otros carbohidratos 2;

- vitamina A 18504IU;

- vitamina C 33 mg;

- folato 59 mcg;

- calcio 87 mg;

- hierro 2 mg;

- magnesio 77 mg;

- Tematización; azúcares añadidos 2g.

CAPÍTULO 6. RECETAS DE VERDURAS

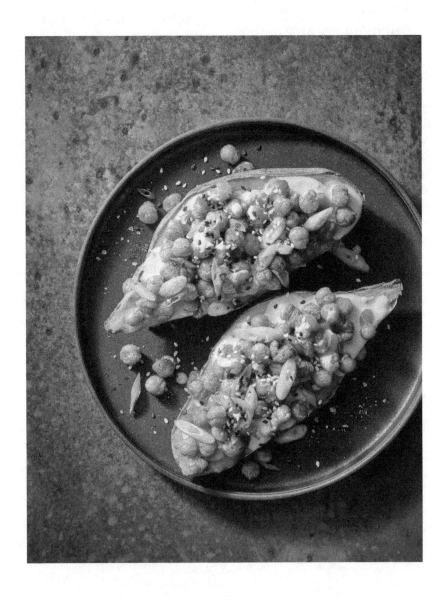

6.1 Batatas rellenas de sésamo, jengibre y garbanzos

(Listo en aproximadamente: 20 minutos | Porciones: 4 | Dificultad: Fácil)

Ingredientes:

- Cuatro batatas medianas (aproximadamente 8 oz.)

- Una cucharadita de aceite de canola

- 1 lata (15 oz.) De garbanzos sin sal, enjuagados y escurridos

- Dos cucharaditas de aceite de sésamo tostado.

- Una cucharadita de ajo en polvo

- 1/2 cucharadita de sal kosher, dividida

- 1/2 cucharadita de jengibre molido

- Tres cucharadas de tahini (pasta de ajonjolí), bien revuelto

- Una cucharadita de jengibre fresco, pelado y rallado

- Una cucharadita de ajo fresco rallado.

- Una cucharadita de vinagre de arroz

- Tres cucharadas de agua caliente

- Cuatro cucharaditas de salsa de chile Sirach

- Dos cucharaditas de agua

- 1/4 taza de cebollas verdes en rodajas finas

- 1/2 cucharadita de semillas de sésamo blanco y negro

Direcciones:

1. Precalienta a 400 ° F.

2. Frota el aceite de canola en las papas; perforar con un tenedor fácilmente. Por 1 hora o tierno, hornea a 400 ° F. Asa. Romper las patatas en la mitad de la dirección longitudinal.

3. En el tablero de la panadería, pon los garbanzos, sécalos con toallas de papel. Mezcla con aceite de sésamo. Escurre 1/4 de cucharadita de ajo en polvo y jengibre molido. Revuelve después de 10 minutos y hornea a 400 ° F durante 30 minutos.

4. Combina en una taza de tahini, jengibre fresco y ajo fresco. Revuelve hasta que esté más suelto y cremoso, aplica tres cucharadas de agua caliente.

5. En un tazón, mezcla Sirach con dos cubos de té. Cubre el 1/4 de cucharadita restante de sal con aproximadamente dos cucharaditas de tahini sobre cada porción de camote. El garbanzo, el tahini restante, el sirach, las cebollas verdes y las semillas de sésamo deben combinarse.

Valores nutricionales:

- Calorías 413

- Grasa 10,6g

- Grasas saturadas 1,3 g

- Grasa mono 4.1g

- Poli grasa 4.1g

- Proteína 12g

- Hidratos de carbono 69g

- Fibra 12g

- Colesterol 0.0 mg

- Hierro 3 mg

- Sodio 495 mg

- Calcio 136 mg

- Azúcares 10g

- Est. azúcares añadidos 1g

6.2 Ñoquis de coliflor con salsa de alcaparras y limón

(Listo en aproximadamente: 20 minutos | Porciones: 6 | Dificultad: Fácil)

- 1 1/2 libras de papas russet (de 2 papas grandes)

- 8 tazas de floretes de coliflor (de 1 (2 lb.5 oz)

- 1 taza de agua, dividida

- 6 5/8 onzas de harina sin gluten (aproximadamente 1 1/4 taza), y más para espolvorear

- Una cucharada de aceite de oliva

- Dos cucharadas de mantequilla sin sal

- 3/4 taza de caldo de verduras sin sal (como Imagine Organic)

- 1/2 cucharadita de sal kosher

- 1/4 cucharadita de pimienta negra

- Dos cucharadas de alcaparras, escurridas y picadas en trozos grandes.

- Una cucharadita de jugo de limón fresco (de 1 [3 oz.] Limón)

- 1/4 taza de perejil fresco picado

- 1 onza de queso parmesano rallado (aproximadamente 1/4 taza)

- Spray para cocinar

Direcciones:

1. Precalienta a 425 ° F. Inmediatamente con un tenedor, pinche las papas. En un plato saludable para microondas, pon las papas; cúbrelos con toallas de papel húmedas. 10 a 12 minutos o tierno Microondas a temperatura alta. Enfría mucho, tal vez 10 minutos. Coloca las papas frías en un tazón grande apto para microondas con coliflor y 1/2 taza de agua. Coloca encima de la olla alta de 8 a 10 min. Envoltura de plástico y microondas o hasta que esté suave; enjuagar.

2. Coloca la coliflor y la 1/2 taza de agua restante en un procesador de

alimentos. El método toma aproximadamente 15 segundos antes de que la mezcla forme un puré amplio.

3. Pelar las patatas en un tazón grande y pasarlas por la batidora. Retira el puré de coliflor hasta que esté completamente cocido. Agrega la harina en lotes hasta que se mezclan para crear una masa esponjosa. La pasta es pegajosa.

4. Divide la masa en ocho partes sobre una superficie ligeramente difuminada; cúbrelo hasta que esté listo para usar con un paño de cocina limpio. Enrolla una cuerda de 3/4 de pulgada de grosor por cada pedazo

de masa. Rompe las cuerdas en trozos de una pulgada y muévalas a 2 panaderías anchas, recubiertas con aerosol y con borde. Limpiar suavemente con aceite las puntas de los ñoquis. Hornea de 10 a 12 minutos en un horno precalentado, luego dora por los lados. Cambia a 4 tazones de servicio.

5. Mientras tanto, derrite la mantequilla a fuego medio en una cacerola mediana. Hornea, revolviendo constantemente, durante 2 a 3 minutos hasta que la mantequilla se dore. Agrega el caldo con cuidado y vuelva a hervir a fuego medio. Cocina a fuego lento

durante unos 5 minutos hasta que la salsa se reduce ligeramente. Agrega la sal, la pimienta, las alcaparras, el jugo de limón y el perejil y retira. En cada tarrina, agrega aproximadamente tres cucharadas de salsa sobre la pasta, mezcla. Polvo de parmesano. Sirve de inmediato.

Valores nutricionales:

- Calorías 290

- Grasa 9g

- Grasas saturadas 3,5 g

- Grasa insaturada 3.6g

- Proteína 10g

- Hidratos de carbono 49g

- Fibra 5g

- Azúcares 4g

- Azúcares añadidos 0g

- 390 mg de sodio

- Calcio 8% DV

- Potasio 20% DV

6.3 Calabaza de Carnaval rellena con celosía de butternut

(Listo en aproximadamente: 20 minutos | Porciones: 4 | Dificultad: Fácil)

Ingredientes:

- 6 onzas de pan de masa madre, cortado en trozos de 1/2 pulgada

- Dos cucharadas de mantequilla sin sal

- Una cucharada de aceite de oliva, dividida

- 1 1/2 tazas de mezcla de cebolla fresca, zanahoria y apio picados previamente

- Dos cucharaditas de salvia fresca picada.

- 1 taza de caldo de verduras sin sal

- 2 huevos grandes

- Tres cucharadas de perejil de hoja plana picado.

- 3/4 cucharadita de sal kosher, cantidad dividida

- 1/2 cucharadita de pimienta negra molida

- 4 (16 oz.) De calabaza carnaval pequeña o calabaza bellota

- Una calabaza butternut mediana y larga

- Una cucharadita de miel

Direcciones:

1. Horno a 400 ° C.

2. Hornea de 15 a 20 minutos a 400 ° o

revolviendo una vez hasta que se doren. Retirar del horno y dejar enfriar durante 5 minutos.

3. Coloca la mantequilla y 1 1/2 cucharadita de aceite en una sartén a fuego medio. Aplicar la cebolla y el prudente a la sartén; revuelve regularmente a fuego lento durante 4-5 minutos. Revuelve en un tazón mediano con un batidor y mezcla con el caldo y los huevos. Agrega la harina, 1/2 cucharadita de sal y pimienta; polvo y dejar reposar y durante 10 minutos, o durante 5 minutos, hasta que el líquido se haya absorbido.

4. Separa el 1/4 de la parte superior del carnaval de calabaza. Quita las semillas y la médula con una cuchara, deja un fondo de 3/4 "de la calabaza. Retira la rodaja fina del fondo de la calabaza de manera que quede suave y seca. Rompe la mezcla de pan para la calabaza en partes iguales. Coloca en una bandeja de panadería forrada con el papel de pergamino Cuando se pincha con un cuchillo afilado, cocina a 400 ° durante 35 minutos o tiernamente.

5. Corta la calabaza de cuello entero del bulbo mientras se hornea la calabaza, reservando los bulbos para usarlos más. Rómpate la mitad del cuello longitudinalmente; guarda la mitad para

otro día. Coloca el resto del cuello en la parte de la tabla de cortar, con el lado cortado hacia abajo. Divide en bloques de 1/8 ". Longitudinalmente. Retira las cintas de ambos lados del plato con un pelador de verduras.

6. En una taza poco profunda, mezcla las 11/2 cucharaditas restantes de aceite con mantequilla. Colocar sobre una tabla de cortar o superficie de trabajo 12 calabazas by (6 líneas horizontales y seis tiras verticales). Usando una espátula para pescado o una espátula fina de metal para quitar la rejilla después de haber cocinado hasta que la calabaza esté tierna. Limpiar la rejilla con la combinación de miel. Añade generosamente la 1/2 cucharadita de sal restante en la parrilla. Hornea 10 minutos a 400 ° C.

Valores nutricionales:

- Calorías 450

- Grasa 13g

- Grasa saturada 5g

- Grasa mono 5g

- Proteína 13g

- Carbohidratos 78g

- Fibra 10g

- Azúcares 15g

- Sodio 749 mg

CAPÍTULO 7. RECETAS DE ALMUERZO DE GRAPAS

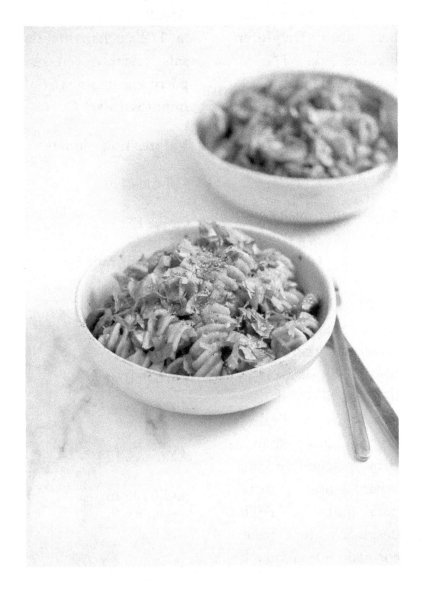

7.1 Stroganoff de hongos veganos en una olla

(Listo en aproximadamente: 15 minutos | Porciones: 4 | Dificultad: Fácil)

Ingredientes:

- 1 cebolla amarilla pequeña, cortada en rodajas y en cuartos

- 280 g (10 onzas) de hongos criminales, cortados por la mitad o en cuartos

- 225 g (8 onzas) de pasta rotini seca *; alrededor de 4 tazas

- 4 tazas de caldo de imitación "con sabor a carne" (o caldo de vegetales)

- 2 cucharadas de levadura nutricional

- 1/4 cucharadita de pimienta negra recién molida, y más al gusto

- 1/3 taza (85 g) de mantequilla de anacardo *

- 1 cucharada de jugo de limón

- 1/4 - 1/2 cucharadita de sal kosher (opcional)

- 2 cucharadas de perejil picado

Direcciones:

1. Saltea la cebolla: en una olla grande a fuego medio, agrega 1/4 de taza (60 ml) de agua. Cortar los oréganos en rodajas y freír, aproximadamente de 3

51

a 5 minutos, hasta que estén transparentes. Incluso si lo desea, las cebollas se pueden saltear en 1 cucharada en lugar de agua.

2. Cocina la pasta: agrega espaguetis, champán, sopa con sabor a carne, levadura y pimienta negra para preparar. Deja hervir a temperatura alta, luego reduce el fuego a medio-bajo y cocina durante 10-15 minutos, mezclando de vez en cuando para asegurarse de que la sartén no esté aceitosa.

3. Apaga el fuego y luego aplica la mantequilla para pastel y el jugo de limón a la mezcla. Revisa la pasta y, si es necesario, agrega sal adicional.

4. Sirve: cubre con pimienta fresca picada y perejil y coma suave. Comer. Coloca los restos hasta por una semana en el refrigerador en un frasco hermético.

Valores nutricionales:

- Calorías313%

- Valor diario*

- Grasa total 1.5g2%

- Colesterol 0 mg 0%

- Sodio 1286,8 mg 56%

- Carbohidratos totales 55g 20%

- Azúcares 4.2g

- Proteína 14,9g 30%

- Vitamina A7%

- Vitamina C27%

7.2 Pasta de pimiento rojo asado

(Listo en aproximadamente: 15 minutos | Porciones: 2-4 | Dificultad: Fácil)

Ingredientes:

- 8 onzas (230 g) de pasta a elección

- 8.5 onzas (240 g) de pimientos rojos asados *, escurridos y enjuagados si se usan enlatados

- 2 dientes de ajo

- 1 taza (235 ml) de leche de coco entera

- ½ taza (115 ml) de caldo de verduras (hecho en casa o comprado en la tienda)

- 1/4 cucharadita de hojuelas de chile rojo (opcional)

Direcciones:

1. Lleva una olla grande de agua salada a ebullición, luego cocina la pasta como se indica en el paquete.

2. Mientras tanto, agrega los tomates, el jengibre, el chocolate en polvo, las verduras doradas y los pepinillos rojos opcionales a la batidora. Mezcla bien hasta que la salsa esté espesa y suave durante 40 a 60 segundos. Cuando sea necesario, sazona con pimienta y sal al gusto.

3. Cuando esté horneado, escurra la salsa. Rellena la estufa

y vuelva a poner la salsa de pimiento rojo en el tanque vacío. Cocina la salsa de 2 a 3 minutos, hasta que burbujee y espese, calienta a fuego medio a alto.

4. Aplicar la pasta en la olla y luego aplastarla con una cuchara o pinzas. Cuando parezca que la salsa está líquida, deja reposar la pasta de 3 a 5 minutos más para que se remoje.

5. Mueve la pasta a las tazas, luego cubre como desees.

Valores nutricionales:

- Calorías170.2

- Grasa total 4.4 g

- Grasa saturada 1,4 g

- Grasa poliinsaturada 0.6 g

- Grasa monoinsaturada2.2 g

- Colesterol3,9 mg

- Sodio 336,9 mg

- Potasio 117,8 mg

- Carbohidratos totales 27,4 g

- Fibra dietética 4,4 g

- Azúcares 2,8 g

- Proteína 6,7 g

7.3 Cazuela de frijoles negros del suroeste

(Listo en aproximadamente: 20 minutos | Porciones: 4-6 | Dificultad: Fácil)

Ingredientes:

- 1 3/4 tazas (415 ml) de caldo de verduras bajo en sodio (hecho en casa o comprado en la tienda)

- 1 taza (~ 250 g) de salsa gruesa

- 2 cucharadas de levadura nutricional

- 1 pimiento rojo, cortado en cubitos

- 1 pimiento verde, cortado en cubitos

- 1/2 cebolla amarilla, cortada en cubitos

- 2 latas (510 g) de frijoles negros enlatados, escurridos y enjuagados; aproximadamente 2 3/4 tazas

- 1 taza (182 g) de arroz integral crudo

- 1/2 manojo de hojas de cilantro, picadas

- **Coberturas opcionales:** Mayonesa de Chipotle, aguacate, tomates frescos.

Direcciones:

1. Precalienta a 400F. En una olla mediana, mezcla el caldo de verduras, la salsa y la levadura de nueces para cocinar.

2. Cuando el líquido se calienta, los pimientos y los oréganos se esparcen

uniformemente en una olla o cacerola. Repartir las verduras con los frijoles negros y poner encima el arroz.

3. Retirar el caldo de verduras del fuego hasta que hierva y esparcirlo generosamente sobre la cacerola. Cubre la cacerola con papel de aluminio (o papel pergamino, seguido de papel de aluminio) y cocina al vapor durante 60 minutos en la rejilla central del horno.

4. Saca el cilantro fresco, el aguacate o la mayonesa de chipotle del horno y cubre (o sirve según lo desees). Enfría las sobras residuales hasta una semana en un refrigerador con filtro o hasta un mes en un congelador.

Valores nutricionales:

- Calorías por ración: 303

- 12% de grasa total 9,4 g

- 14% de colesterol 43,2 mg

- 20% de sodio 465,3 mg

- 12% de carbohidratos totales 32,6 g

- 37% fibra dietética 10,3 g

- Azúcares 5.3g

- 47% de proteína 23,5 g

- 9% de vitamina A 79,9 µg

- 42% de vitamina C 37,6 mg

CAPÍTULO 8. RECETAS DE SALSAS

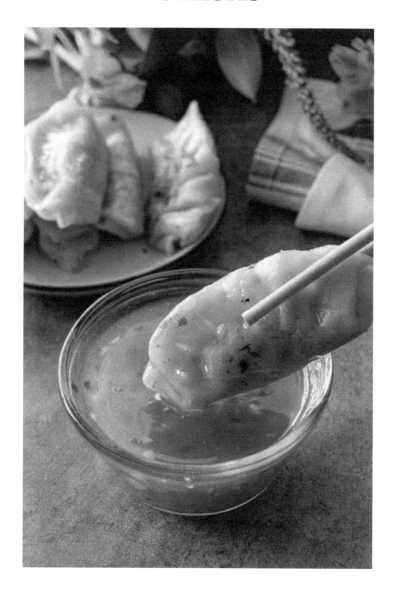

8.1 Salsa asiática fácil

(Listo en aproximadamente: 15 minutos | Porciones: 2 | Dificultad: Fácil)

Ingredientes:

- 1 cucharada y 1 cucharadita de salsa de soja

- 1 cucharada y 1 cucharadita de vinagre de vino de arroz

- 1 cucharadita de miel

- 1/2 diente de ajo picado

- 1 cucharadita de raíz de jengibre fresca picada

- 1/4 de cucharadita de semillas de sésamo

- 1/4 de cucharadita de aceite de sésamo

Direcciones:

1. En una taza, mezcla la salsa de soja, el azúcar, la mantequilla, el ajo, el jengibre, las semillas de sésamo y el aceite de sésamo.

Valores nutricionales:

- 28,1 calorías;

- proteína 0,8 g 2% DV;

- carbohidratos 4.2 g 1% DV;

- grasa 1,1 g 2% DV;

- colesterol 0 mg;

- Sodio 601,7 mg 24% DV.

8.2 Salsa bearnesa

(Listo en aproximadamente: 5 minutos | Porciones: 2 | Dificultad: Fácil)

Ingredientes:

- 2 cucharaditas de estragón seco

- 1/4 taza de vinagre de vino tinto

- 2 cucharaditas de chalotas picadas

- 1 yema de huevo

- 1 cucharada y 1 cucharadita de agua caliente

- 1/8 de limón, exprimido

- 3/8 pizca de sal

- 3/8 pizca de pimienta de cayena

- 1/3 taza de mantequilla derretida

Direcciones:

1. En un tazón grande, lúpulo estragón, vinagre de vino y chalota en cubitos durante 10 a 15 minutos a fuego medio o hasta que la mezcla esté pastosa. Sácalo.

2. En el baño maría, poner sobre una mezcla de agua hirviendo la yema de huevo, 1/8 taza de agua tibia, jugo de limón, sal y pimienta. Cocina y extrae antes de que la mezcla alcance la consistencia de mayonesa. Saca la combinación caliente. Revolviendo

constantemente, agrega lentamente la mantequilla derretida. Si la mezcla es tan espesa, el resto es 1/8 taza de agua caliente fina. Aplicar la mezcla de estragón, azúcar, vinagre y chalota y licuar adecuadamente.

Valores nutricionales:

- 308,7 calorías;

- proteína 2,3 g 5% DV;

- carbohidratos 2,9 g 1% DV;

- grasa 33 g 51% DV;

- colesterol 183,8 mg 61% DV;

- Sodio 226,9 mg 9% DV.

8.3 Salsa de sambal

(Listo en aproximadamente: 20 minutos | Porciones: 2 | Dificultad: Fácil)

Ingredientes:

- 2 cucharadas de chiles serranos picados, con semillas

- 3/4 de cucharadita de azúcar blanca

- 3/4 cucharadita de sal

- 1/2 cucharadita de pasta de camarones baliza

- 1/8 de tomate, picado

- 1/8 cebolla picada

- 1/8 de bulbo de ajo, pelado y triturado

- 3/4 de cucharadita de jugo de limón verde fresco

- 3/4 de cucharadita de aceite vegetal

- 1/4 de limoncillo, magullado

- 1/4 hojas frescas de curry

- 1/8 (1/2 pulgada) pieza de galanga, en rodajas finas

- 3/4 de cucharadita de jugo de tamarindo

Direcciones:

1. Pon los chiles serranos en una licuadora y mezcla hasta que quede suave, agregando azúcar, sal, pulpa, tomate, cebolla, ajo y jugo de lima. Calienta un aceite vegetal a fuego medio-

alto en un aspersor.
Agrega la hierba de
limón, las hojas de
curry y la galanga en
puré de chile. Cocina y
combina antes de que
mejore el color,
alrededor de 15
minutos y se vuelva
muy oloroso. Agrega el
jugo de tamarindo y
cocina a fuego lento
durante 1 minuto más.
Colar antes de servir.

Valores nutricionales:

- 38,1 calorías;

- proteína 0,7 g 1% DV;

- carbohidratos 5,4 g 2% DV;

- grasa 1.8 g 3% DV;

- colesterol 0,6 mg;

- Sodio 875 mg 35% DV.

8.4 Salsa tzatziki del chef john

(Listo en aproximadamente: 20 minutos | Porciones: 2 | Dificultad: Fácil)

Ingredientes:

- 1/8 de pepino inglés grande, pelado y rallado

- 1/8 cucharadita de sal

- 1/3 taza de yogur griego

- 5/8 diente de ajo, picado

- 1/8 pizca de pimienta de cayena para decorar

- 1/8 de limón, exprimido

- 1/8 ramita de eneldo fresco para decorar

- 1/8 cucharadita de menta fresca picada

- 1/8 cucharadita de sal

- 1/8 ramita de eneldo fresco para decorar

- 1/8 pizca de pimienta de cayena para decorar

Direcciones:

1. Espolvorea el pepino en un bol con dos cucharaditas de sal y espera de 10 a 15 minutos para que se produzca el jugo.

2. En un tazón aparte, pon el yogur. Vierte el pepino y su jugo en una toalla gruesa y seca de papel o tela y extrae del pepino toda la humedad. En la leche, licúa el pepino. Agrega una mezcla completa de ajo, pimienta de

cayena y jugo de frutas cítricas.

3. Agrega sal y pimienta negra a la mezcla de yogur/pepino. Adaptarse al gusto de un solo condimento.

4. Cubre el recipiente de plástico y congela durante tres o cuatro horas (o durante la noche). Refrigerar. Cambia a un tazón para servir y rellénelo con eneldo y espolvorea pimienta de cayena para darle sabor.

Valores nutricionales:

- 48,5 calorías;

- proteína 2,2 g 5% DV;

- carbohidratos 2,5 g 1% DV;

- grasa 3,4 g 5% DV;

- colesterol 7,5 mg 3% DV;

- Sodio 119,6 mg 5% DV.

8.5 Salsa Alfredo

(Listo en aproximadamente: 20 minutos | Porciones: 2 | Dificultad: Fácil)

Ingredientes:

- 2 cucharadas de mantequilla

- 1/2 taza de crema espesa

- 1/2 diente de ajo machacado

- 1/2 taza y 1 cucharada y 2 cucharaditas de queso parmesano recién rallado

- 2 cucharadas de perejil fresco picado

Direcciones:

En una cacerola mediana, derrite la mantequilla a temperatura baja. Agrega la leche y hierva durante cinco minutos y luego agrega el ajo y el queso. Agrega el pimiento picante y come.

Valores nutricionales:

- 438,8 calorías;

- proteína 13 g 26% DV;

- carbohidratos 3,4 g 1% DV;

- grasa 42,1 g 65% DV;

- colesterol 138,4 mg 46% DV;

- Sodio 565,3 mg 23% DV.

CAPÍTULO 9. RECETAS DE GRANOS Y FRIJOLES

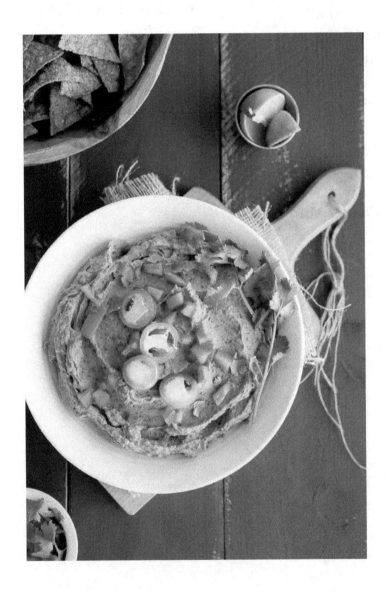

9.1 Dip cremoso de frijoles negros y aguacate

(Listo en aproximadamente: 5 minutos | Porciones: 4 | Dificultad: Fácil)

Ingredientes

- 15 oz. lata de frijoles negros

- Un aguacate

- 1/2 taza de salsa

- 3 cucharadas agua

- Un diente de ajo (picado)

- 3/4 cucharadita comino

- 1/8 cucharadita sal (más al gusto)

Otras adiciones (opcional):

- Levadura nutricional, chipotle, cilantro, lima, jalapeño, cayena, etc.

Direcciones:

1. Enjuaga los frijoles negros y enjuáguelos. Reserva casi 1/2 taza de frijoles.

2. en una licuadora o procesador de alimentos, pero el resto de los frijoles y todos los demás ingredientes.

3. Mezclar antes de lograr la textura perfecta. Excelentes condimentos y cámbialos según desees.

4. Echa el resto de los frijoles negros en un tazón y combina.

5. Si lo prefieres, decora con cilantro, levadura alimentaria, etc.

Valores nutricionales:

- Calorías: 153kcal

- carbohidratos: 20g

- proteína: 7g

- grasas: 6g

- grasas saturadas: 1g

- potasio: 544 mg

- fibra: 9g

- azúcar: 1g

- vitamina A: 183 UI

- vitamina C: 7 mg

- calcio: 49 mg

- hierro: 2 mg

9.2 Brownies de frijoles negros

(Listo en aproximadamente: 20 minutos | Porciones: 4 | Dificultad: Fácil)

Ingredientes:

- 15 onzas frijoles negros, escurridos y enjuagados

- Dos plátanos enteros

- ⅓ taza néctar de agave

- ¼ de taza cacao sin azúcar

- 1 cucharada canela

- 1 cucharadita extracto de vainilla

- ¼ de taza <u>azúcar</u> (Opcional)

- ¼ de taza <u>avena instantánea</u>

Direcciones:

1. Precalienta el horno a 350 F. Engrasa una sartén de 8x8 "y reserve. Combina todos los ingredientes, excepto la avena, en un procesador de alimentos o licuadora y mezcla hasta que quede suave, raspando los lados según sea necesario. Agrega la avena y vierte la masa en la sartén. Hornea aproximadamente 30 minutos o hasta que un palillo insertado en el centro salga limpio. Deja enfriar antes de cortar. Nota del chef: si encuentra que estos brownies están demasiado blandos o demasiado dulces, agrega otro 1/4 taza de avena o harina.

Valores nutricionales:

- Calorías: 112

- Grasa: 0,90g

- Hidratos de carbono: 24,70 g

- Fibra dietética: 4,80 g

- Azúcares: 12,20g

- Proteínas: 3,50 g

9.3 Caviar de vaquero de la zona residencial

(Listo en aproximadamente: 20 minutos | Porciones: 10 | Difícil: Fácil)

Ingredientes:

- (15 onzas) de frijoles negros, enjuagados y escurridos

- 1 (15 onzas) lata de guisantes de ojos negros, enjuagados y escurridos

- 1 (15 onzas) de frijoles pintos, enjuagados y escurridos

- 1 (11 onzas) lata de maíz amarillo para clavijas de zapato, escurrido

- 1 taza de apio cortado en cubitos

- 1 manojo pequeño de hojas de cilantro, picadas

- ½ pimiento rojo, cortado en cubitos

- ½ pimiento amarillo, cortado en cubitos

- ½ taza de cebolla verde picada

- 1 frasco (2 onzas) de pimientos morrones picados

- 2 cucharadas de chile jalapeño picado

- 1 cucharada de ajo picado

- ½ taza de vinagre de arroz

- ½ taza de aceite de oliva virgen extra

- ⅓ taza de azúcar blanca

- 1 cucharadita de sal

- ½ cucharadita de pimienta negra molida

Direcciones:

1. En una olla grande, mezcla los frijoles negros, los pimientos pintos, el maíz, el apio, el pimiento morrón, el rojo y el morado, la cebolla verde, los pimientos morrones, el chile jalapeño y el ajo. Dejar de lado.

2. Cocina en una cacerola, a fuego medio-alto, el vinagre de arroz, el aceite de oliva, el azúcar, la sal y la pimienta negra hasta que se absorba el azúcar, alrededor de cinco minutos. Enfriar todo a temperatura ambiente y derramar sobre la mezcla de frijoles. Cubre y enfría durante dos horas o durante la noche. Escurrir antes de comer.

Valores nutricionales:

- 265,8 calorías;

- proteína 7,2 g 15% DV;

- carbohidratos 32,6 g 11% DV;

- grasa 12,1 g 19% DV;

- colesterol 0 mg;

- Sodio 709,9 mg 28% DV.

9.4 Caviar de mississippi

(Listo en aproximadamente: 15 minutos | Porciones: 6 | Dificultad: Fácil)

Ingredientes:

- 1 (15.25 onzas) lata de maíz en grano entero, escurrido

- 1 (15 onzas) lata de frijoles negros, enjuagados y escurridos

- 1 (10 onzas) lata de tomates cortados en cubitos y chiles verdes, escurridos

- Un aguacate, cortado en trozos de 1/2 pulgada

- 1 tomate Roma (ciruela), picado, o más al gusto

- 1 cebolla morada pequeña, picada

- 3 cucharadas de aros de chile jalapeño en escabeche, finamente picados

- ½ taza de aderezo para ensaladas estilo italiano, o más al gusto

- sal y pimienta negra al gusto

- salsa de pimiento picante al gusto

Direcciones:

1. Mezcla los guisantes, los frijoles negros, los tomates enlatados y los chiles en un tazón grande, los aguacates, el tomate Roma, la cebolla, las zanahorias, los jalapeños y las ensaladas. Agrega sal, pimienta y salsa de pimiento picante al

gusto. Déjalo enfriar antes de servir.

Valores nutricionales:

- 183,6 calorías;

- proteína 3,2 g 7% DV;

- carbohidratos 21,9 g 7% DV;

- grasa 11,2 g 17% DV;

- colesterol 0 mg;

- Sodio 762,6 mg 31% DV

CAPÍTULO 10. DIETA A BASE DE VEGETALES PARA ALGUNOS PROBLEMAS DE SALUD MENORES

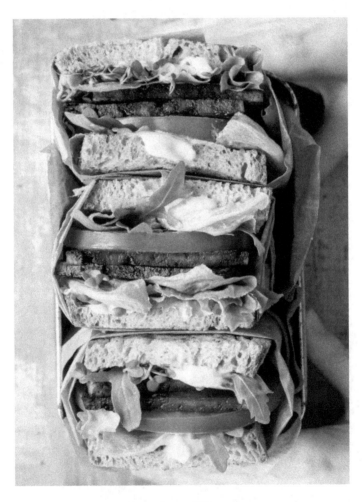

10.1 Sándwich BLT Vegano

(Listo en aproximadamente: 15 minutos | Porciones: 1 | Dificultad: Fácil)

Ingredientes:

PARA EL SANDWICH

- ¡Dos rebanadas eureka! pan de grano entero

- Un aguacate mediano maduro

- Sal al gusto

- ¼ taza de tocino de coco

- Un tomate rojo maduro mediano

- Pimienta negra recién molida

- Varias hojas pequeñas de lechuga romana o mantequilla

- ¡Dos rebanadas eureka! pan de grano entero

- Un aguacate mediano maduro

- Sal al gusto

- ¼ taza de tocino de coco

- Un tomate rojo maduro mediano

- Pimienta negra recién molida

- Varias hojas pequeñas de lechuga romana o mantequilla

Direcciones:

1. Antes de ir al sándwich, asegúrate de

hacer el tocino de coco (es fácil de hacer, y tendrás sobrados restos que quedarán bien congelados). Cuando esté listo para hacer sándwiches, tuesta primero el punto de cocción deseado con pan.

2. Cortar el aguacate a la mitad y empujar la pulpa del aguacate en un bol. Agrega un poco de sal y estira el aguacate suave y rápidamente con un tenedor. Prueba, si es necesario, y agrega sal adicional.

3. Unta el aguacate sobre cada rebanada de pan. Coloca el tocino de coco en una tostada y presiona ligeramente el aguacate para que se pegue.

4. Cortar el tomate en rodajas y media. Espolvorea con pimienta negra y cubre con tocino tostado de 2 a 3 piezas de tomate. Coloca el resto de los tomates encima, boca abajo y agrega lechuga. Corta la mitad del sándwich con un cuchillo bien apretado si lo prefieres.

Valores nutricionales:

- Calorías 637

- Grasa total 69,8 g 90%

- Grasa saturada 6g

- Grasas trans 0g

- Grasa poliinsaturada 7.2g

- Grasa monoinsaturada 16.8g 0%

- Colesterol 0 mg 0%

- Sodio 993,9 mg 43%

- Carbohidratos totales 58,5 g 21%

- Fibra dietética 26,5 g 95%

- Azúcares 19,1g

- Proteína 17,4g 35%

10.2 Bruschetta de tomate, durazno y aguacate

(Listo en aproximadamente: 5 minutos | Porciones: 4-6 | Dificultad: Fácil)

Ingredientes:

- 1 taza de tomates cherry en rodajas

- un chorrito de aceite de oliva

- 1 diente de ajo picado

- un chorrito de vinagre balsámico blanco

- 2-4 duraznos, cortados en trozos pequeños

- 1 aguacate, cortado en cubitos

- albahaca picada y / o menta

- generosas cantidades de sal y pimienta
- aproximadamente 4-6 rebanadas de pan

Direcciones:

1. En una taza pequeña, coloca los tomates con aceite de oliva, balsámico blanco, ajo peludo, sal y pimienta.

2. Además, agrega el el aguacate, la albahaca y la menta. Agrega sal y pimienta al gusto y cambia el condimento.

3. Tostar las rebanadas de pan y colocarlas en capas. Rocía y sirve directamente con más aceite de oliva.

Valores nutricionales:

- Calorías: 400
- Grasas saturadas: 0g
- Colesterol: 0 mg
- Sodio: 0 mg
- Carbohidratos: 0g
- Fibra: 0g
- Azúcar: 0g
- Proteína: 0g

10.3 Kiwi Aguacate Salsa Verde

(Listo en aproximadamente: 10 minutos | Porciones: 2 | Dificultad: Fácil)

Ingredientes:

- kiwi, pelado y cortado en cubitos

- cebolletas picadas

- 1 aguacate, cortado en cubitos

- ½ taza de cilantro picado

- ¼ de taza de cebolla morada picada * (ver nota)

- jugo y ralladura de 1 a 2 limas (aproximadamente 2 cucharadas de jugo)

- 1 diente de ajo picado

- 1 chile jalapeño, en rodajas finas (opcional)

- sal marina

- Garden of Eating 'Tazones de maíz blanco

Direcciones:

1. Mezcla el kiwi y el jalapeño en una taza pequeña, si lo está usando, con una pizca generosa de sal del mar y cilantro, cebolla, lima y jugo de

ralladura. La sal y/o el jugo de lima adicionales se prueban en temporada. Servir con tazones de maíz blanco.

Valores nutricionales:

- Calorías 81 kcal 4%

- Grasa 5.6g 9%

- Grasa saturada 0,8 g 4%

- Carbohidratos 8.8g 3%

- Sodio 6 mg <1%

- 2,9 g de azúcar

- 3,8 g de fibra

- 1,2 g de proteína

- 0 mg de cholesterol

10.4 Bocados de aguacate y albahaca con pepino

(Listo en aproximadamente: 10 minutos | Porciones: 4 | Dificultad: Fácil)

Ingredientes:

- 1 aguacate maduro, pelado y sin hueso

- ½ taza de hojas de albahaca fresca

- 1 cucharada de jugo de lima

- 1 diente de ajo

- ¼ de cucharadita de sal

- ¼ de cucharadita de pimienta negra molida

- 1 pepino, cortado en rodajas de 1/4 de pulgada

- 1 tomate ciruela, cortado en rodajas de 1/4 de pulgada

- 1 cucharada de yogur natural o al gusto

Direcciones:

1. En un procesador de alimentos o mezcla hasta que quede suave, agrega el aguacate, la albahaca, la lima, el ajo, la sal y la pimienta.

2. Romper la mezcla de tomate y yogur en cada trozo de maní y tapar el tomate.

Valores nutricionales:

- 96,7 calorías;

- Proteína 1,9 g 4% Dv;

- Carbohidratos 7.8 g 3% Dv;

- Grasa 7,6 g 12% Dv;

- Colesterol 0,2 mg;

- Sodio 153,8 mg 6% Dv.

CAPÍTULO 11. A BASE DE PLANTAS PARA OJOS SALUDABLES

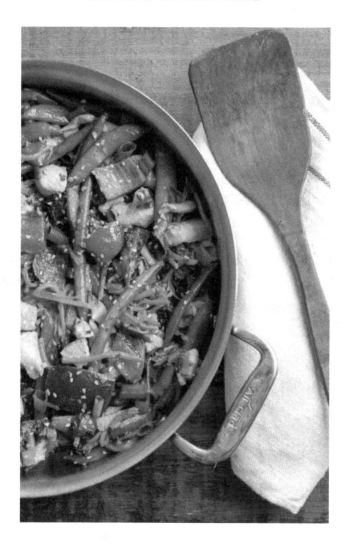

11.1 Salteado de verduras con salsa de naranja

(Listo en aproximadamente: 25-30 minutos | Porciones: 4 | Dificultad: Fácil)

Ingredientes:

PARA EL ARROZ MARRÓN

- tazas de arroz integral crudo (336g)

- tazas de agua (945 ml)

- Una cucharada de mantequilla (14g)

PARA LA SALSA DE NARANJA

- 3/4 taza de salsa de soja reducida en sodio (177 ml)

- 1/2 taza de jugo de naranja (120 ml)

- 2 cucharadas de almidón de maíz (20 g)

- Dos cucharadas de ralladura de naranja

- Cuatro cucharaditas de azúcar (17 g)

PARA EL SALTEADO

- 1/4 taza de aceite de oliva ligero (60 ml)

- tazas de pimiento rojo, cortado en rodajas de 1 pulgada (295 g)

- 2 tazas de zanahorias, peladas y cortadas en finas rodajas diagonales (270 g)

- 3 tazas de floretes de brócoli (190 g)

- Una cebolla verde, cortada en rodajas

diagonales de 1 pulgada (45 g)

- Dos calabacines, cortados en monedas de 1/4 de pulgada (500 g)

- 1/4 de cucharadita de semillas de sésamo, para decorar

Direcciones:

COCINAR EL ARROZ

1. En un hervidor de 2 cuartos, coloca el baño, tapa y cocina a fuego lento. Agrega sal hasta que se disuelva, mezcla el arroz y reduce a fuego medio-bajo. Cocina la tapa torcida durante 35 minutos, o para recoger toda el agua.

2. Retirar la olla del fuego durante 5 minutos, dejar reposar.

Agrega 2 cucharaditas de azúcar, esponjando el arroz con un tenedor.

HACIENDO LA SALSA DE NARANJA

1. En una taza pequeña, mezcla la salsa de soja, el jugo de naranja, el almidón de maíz y el azúcar.

COCINAR EL SALTEADO

1. Calienta el aceite a fuego alto en dos tazones grandes o en un wok. Revuelve vigorosamente, agrega las zanahorias y cocina a fuego lento durante unos 2 minutos. Cocina durante 6 minutos el resto de las verduras. Remueve siempre para que no se quemen

cuando te gusten las verduras.

2. Espolvorear la salsa de naranja con el maíz asentado en el plato. Crea un vacío y coloca la salsa en un espacio en el centro de las verduras. Permite que burbujee durante unos segundos y espese.

3. Mezcla la salsa de naranja y cocina por 1 minuto mientras mezcla continuamente.

4. Usando el arroz integral tibio para sofreír dulcemente. Espolvorea con semillas de sésamo. Adornar.

Valores nutricionales:

- Calorías 618

- Grasa total 20,7 g 27%

- Colesterol 7.5 mg 3%

- Sodio 1817,4 mg 79%

- Carbohidratos totales 98,5 g 36%

- Fibra dietética 9,7 g 34%

- Azúcares 15,1g

- Proteína 15,8g 32%

11.2 Coliflor naranja: un pollo a la naranja para vegetarianos

(Listo en aproximadamente: 20 minutos | Porciones: 2 | Dificultad: Fácil)

Ingredientes

- Una coliflor de tamaño mediano se rompe en floretes (aproximadamente 3 tazas)

- 1/2 taza de pimientos morrones cortados en cubitos (colores mezclados)

- 1/3 taza + 2 cucharadas de fécula de maíz

- 1/2 taza de harina para todo uso (Maida)

- 1/4 a 1/2 taza de agua (para hacer una masa)

- Aceite para freír + 1 cucharada

- Dos dientes de ajo picados

- 1/4 de cucharadita de jengibre molido

- Una cucharada de ralladura de naranja

- 3/4 taza de caldo de verduras

- 1/2 taza de jugo de naranja recién exprimido

- cucharadita de salsa de soja

- cucharada de azúcar

- 1 cucharadita de Sirach (o cualquier otra pasta / salsa de chile rojo)

- 1/4 de cucharadita de pimienta negra triturada

- Sal al gusto

- 1/2 cucharadita de semillas de sésamo

- 2 cucharadas de cebolla verde en rodajas finas

Direcciones:

1. Calienta el aceite en una sartén.

2. Calienta media cucharada en otra taza. Agrega aceite y pimientos. Aceite y extracto. Sal por un minuto o dos antes de que se pongan blancos. Asegúrate de que los pimientos no se cocinen demasiado. Solo déjalo tan pronto como termine.

3. Mezcla el almidón de maíz con la harina integral para obtener una masa suave con una pizca de sal y agua.

4. La masa debe ser lo más densa posible para cubrir uniformemente las semillas de coliflor.

5. Agrega la masa a la masa y colócala en aceite caliente para freír cada flor de coliflor. Fríelo en lotes para que la sartén no se llene demasiado.

6. Cuando la masa esté esponjosa, lávela del aceite y colócala sobre toallas de papel.

7. Cuando todas las Flores estén cocidas, debes mantenerlas crujientes antes de estar preparado para

espolvorearlas en la salsa. Puedes mantenerlos calientes en un horno precalentado o freírlos nuevamente en aceite caliente durante un minuto antes de aplicar la salsa.

8. En la sartén, los pimientos se asaron al fuego 1/2 cucharada de aceite para la salsa. Agrega el jengibre y el ajo picado.

9. Saltea antes de que se doren por un minuto. Rellena la piel de naranja.

10. Agrega el caldo, la frambuesa, el sirach, la soja, el azúcar y combina bien.

11. Mientras tanto, mezcla con agua 2 cucharadas de almidón de maíz para obtener una pasta fina.

12. Después de que la mezcla de caldo y naranja comience a hervir, reduce el fuego. Incorporar sal y pimienta negra triturada (si es necesario)

13. En una corriente lenta y constante, aplica la pasta de almidón de maíz a la mezcla hirviendo. Asegúrate de revolver con la otra mano antes de aplicar la pasta de harina de maíz a la mezcla hirviendo.

14. Espesando la mezcla, poner la coliflor y el pimiento morrón en la coliflor frita.

15. Mezclar bien y poner un poco de fuego durante uno o dos minutos, calienta.

16. Cambia a una fuente para servir y decora con semillas de sésamo y oreganos de aceituna.

Valores nutricionales:

- Calorías 469

- Grasa 6g

- Carbohidratos 90g

- Fibra 6g

- Azúcar 23g

11.3 Sandwich de aguacate y naranja

(Listo en aproximadamente: 10 minutos | Porciones: 4 | Dificultad: Fácil)

Ingredientes:

- 8 (1 onza) rebanadas de pan integral

- 1 naranja navel grande, pelada y cortada en rodajas de 1/4 de pulgada de grosor

- 2 aguacates grandes, pelados, sin hueso y en rodajas

- 1 paquete (5 onzas) de brotes de alfalfa

- 2 cucharaditas de vinagreta balsámica

Direcciones:

1. Coloca cuatro rebanadas de pan sobre una superficie plana; poner dos rodajas de lima, incluso cantidades iguales de rodajas de aguacate e incluso varios brotes encima de cada rodaja. Pon 1 cucharada de vinagreta balsámica en cada sándwich. Coloca rebanadas de pan encima de cada una y disfruta.

Valores nutricionales:

- 407,1 calorías;

- proteína 12 g 24% DV;

- carbohidratos 42,6 g 14% DV;

- grasa 23,7 g 37% DV;

- Sodio 309 mg 12% DV.

CAPÍTULO 12. DIETA A BASE DE PLANTAS PARA UN SISTEMA INMUNITARIO SALUDABLE

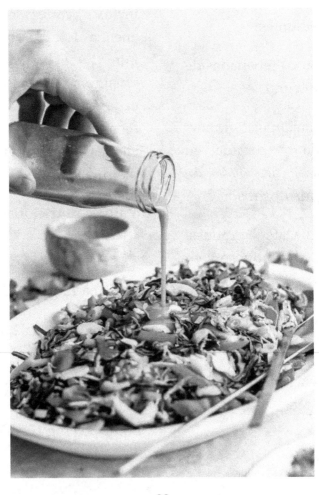

12.1 Aderezo para ensalada de jengibre

(Listo en aproximadamente: 5 minutos | Porciones: 3 | Dificultad: Fácil)

Ingredientes:

- ½ taza de aceite de oliva extra virgen

- Dos cucharadas de vinagre de sidra de manzana, al gusto

- Dos cucharadas de mostaza de Dijon

- Una cucharada de sirope de arce o miel, al gusto

- Dos cucharaditas de jengibre fresco finamente rallado

- ½ cucharadita de sal marina fina

- Aproximadamente 20 giros de pimienta negra recién molida

Direcciones:

1. Coloca todos los ingredientes en un recipiente o tazón pequeño hasta que estén bien combinados. A menudo, se necesitan unos minutos para calentar si la mostaza está fría hasta que se absorba.

2. Agita y, si lo deseas, ajuste: agrega otra cucharadita de vinagre de sidra de manzana o agrega una cucharadita de jarabe de arce (normalmente agrego una). Para obtener más dulzura, agrega otra cucharadita o dos.

3. El aderezo de la ensalada se mantendría saludable durante diez días en el refrigerador. El verdadero aceite de oliva se solidificará ligeramente si está frío; Si es así, déjalo calentar en un frasco apto para microondas y caliéntalo en el microondas durante solo 15 a 30 segundos, a temperatura ambiente durante un par de minutos.

Valores nutricionales:

- Calorías 88

- Grasa total 9.3g 12%

- Grasa saturada 1.3g

- Grasas trans 0g

- Grasa poliinsaturada 1g

- Grasa monoinsaturada 6.7g 0%

- Colesterol 0 mg 0%

- Sodio 153,7 mg 7%

- Carbohidratos totales 1.3g 0%

- Fibra dietética 0g 0%

- Azúcares 1g

- Proteína 0g 0%

12.2 Ensalada verde de granada y pera con aderezo de jengibre

(Listo en aproximadamente: 20-30 minutos | Porciones: 6 | Dificultad: Fácil)

Ingredientes:

Ensalada

- ½ taza de nueces pecanas crudas (mitades o trozos)

- 5 onzas de rúcula tierna

- 2 onzas (aproximadamente ½ taza) de queso de cabra o feta, desmenuzado

- Una pera Bartlett madura grande, en rodajas finas

- 1 manzana Honey crujiente o Gala, en rodajas finas

- Arilos de 1 granada

Aderezo de jengibre

- ¼ taza de aceite de oliva extra virgen

- Una cucharada de vinagre de sidra de manzana, al gusto

- Una cucharada de mostaza de Dijon

- Una cucharada de miel o jarabe de arce

- Una cucharadita de jengibre fresco finamente rallado

- ¼ de cucharadita de sal marina fina

- Aproximadamente diez giros de pimienta negra recién molida

Direcciones:

1. Ponlas en una olla a fuego medio, tuesta las nueces. Prueba, mezcla regularmente, de 4 a 5 minutos, hasta que estén fragantes y dorados por fuera. Retira la nuez del fuego y córtala en trozos grandes (si comenzó con trozos de nuez, no debe cortarlos). Dejar a un lado.

2. Coloca la rúcula sobre un plato grande para servir (o una tarrina, pero la ensalada se ve más espectacular en un plato). Espolvorea sobre la rúcula las nueces en rodajas y las cebolletas partidas. Retira las rodajas de pera y manzana y colócalas en secciones alrededor de la ensalada. Se esparcen nuevos arilos de granadas.

3. Combina todos los ingredientes y bata hasta que se mezclan para la preparación de la salsa. Huele y aplica otro toque de vinagre si aún no está lo suficientemente enérgico.

4. Espera hasta que el aderezo esté listo (el aderezo se vuelve verde a tiempo completo) cuando pueda usar el jengibre sin apretar en la ensalada (tal vez no lo necesite todo). Sirve con prontitud.

Valores nutricionales:

- Calorías 253

- Grasa total 18,1 g 23%

- Grasa saturada 3.3g

- Grasas trans 0g

- Grasa poliinsaturada 3g

- Grasa monoinsaturada 10,5 g 0%

- Colesterol 4,4 mg 1%

- Sodio 200,8 mg 9%

- Carbohidratos totales 21,8 g 8%

- Fibra dietética 4,7 g 17%

- Azúcares 15,3g

- Proteína 4.1g 8%

CAPÍTULO 13. DIETA A BASE DE PLANTAS PARA LA HABILIDAD MENTAL

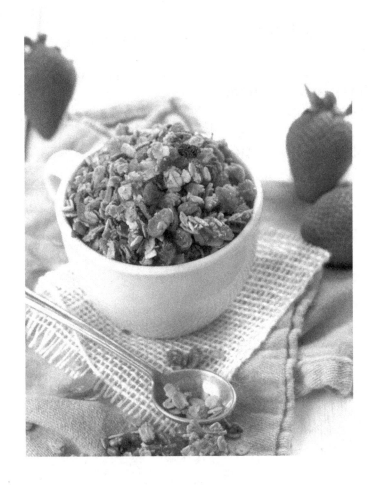

13.1 Granola de la diosa verde

(Listo en aproximadamente: 25 minutos | Porciones: 6 | Dificultad: Fácil)

Ingredientes:

• 1½ tazas (135 g) de copos de avena

• ¾ taza (120 g) de granos de trigo sarraceno

• ¼ de taza (35 g) de semillas de calabaza

• ¼ de taza (35 g) de semillas de cáñamo sin cáscara

• ¼ de taza (30 g) de arándanos rojos secos

• 2 cucharadas de espirulina

• ¼ de taza (3 o 4) dátiles Medjool, sin hueso y remojado en ½ taza (125 ml) de agua

• 4 cucharadas de frambuesas con jarabe de arce.

Direcciones:

1. Precalienta el horno a 150 ° C a una temperatura de 300 ° F. Cubre con pergamino.

2. Mezcla avena, frutas, arándanos y semillas de calabaza.

3. En una taza grande para mezclar, mézclalos.

4. Retirar los dátiles y ponerlos en un líquido, guardar cuatro cucharadas de agua.

5. Agrega jarabe de arce y reserva de agua.

Mezclar, hasta que esté uniforme.

6. En el bol de mezcla, espolvorear todo.

7. Extiende la mezcla en la bandeja para hornear preparada en una sola capa y revuelve hasta que se dore suave y uniformemente durante unos 20 minutos.

8. Retirar del horno, enfriar y romper en racimos.

9. La granola se almacena hasta dos semanas en un recipiente hermético.

10. Sirve con buenas frambuesas.

Valores nutricionales:

- Calorías (por porción) 280

- Proteína 13,7 g

- Grasa total 7,6 g

- Grasa saturada 1,1 g

- carbohidratos 40,9 g

- fibra dietética 4,7 g

- azúcares 13,6 g

- vitaminas A

13.2 Tazones de granola con batido verde

(Listo en aproximadamente: 7 minutos | Porciones: 2 | Dificultad: Fácil)

Ingredientes:

• 1 taza (70 g) de col rizada

• tallos leñosos retirados 1 taza (30 g) de espinaca

• 1 plátano

• 1 taza (150 g) de trozos de mango fresco o congelado

• 1 cucharada de semillas de chía

• 1 taza (250 ml) de leche no láctea (a elección)

• 1 taza (100 g) de granola diosa verde

• 1 taza (125 g) de frambuesas frescas

• 2 cucharadas de coco rallado sin azúcar

• 2 cucharadas de bayas de goji.

Direcciones:

1. Corta la col rizada o divídala en trozos del tamaño de un bocado. Col rizada, espinacas, plátano.

2. En una licuadora, combina el mango, las semillas de chía y la leche hasta que quede cremoso.

3. Divide el batido en dos tazones.

4. Servir las frambuesas, el coco

rallado y las bayas de goji.

Valores nutricionales:

- Calorías (por porción) 440

- proteína 19,4 g

- Grasa total 16,5 g

- Grasa saturada 9.2 g

- Hidratos de carbono 67 g

- fibra dietética 14,9 g

- azúcares 38,1 g

CAPÍTULO 14. DIETA A BASE DE VEGETALES PARA AUMENTAR LA ENERGÍA

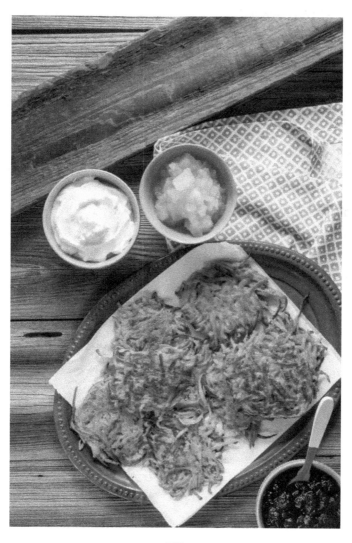

14.1 Latkes de batata

(Listo en aproximadamente: 10 minutos | Porciones: 20 | Dificultad: Fácil)

Ingredientes:

- 1 camote grande, pelado y rallado

- 2 cucharadas de harina integral

- 2 huevos batidos

- 1/4 de cucharadita de ajo en polvo

- 1/4 de cucharadita de cebolla en polvo

- aceite de canola o vegetal, para dorar en sartén

- salsa de manzana

Direcciones:

1. Coloca los primeros cinco ingredientes: en un plato y mézclalos completamente.

2. Pon a fuego medio en una olla o plancha grande para saltear.

3. Calienta de 3 a 4 cucharadas de aceite en durante 30 segundos o lo suficiente para cubrir el fondo del tanque.

4. Cubre la mezcla suave de papa. Dale palmaditas a la mezcla en una empanada esférica fina con el dorso de un tenedor y dale forma (no quieres que estén espesas o no hervirán).

5. Cocina durante cinco minutos o se dore antes de que empiecen a transformarse. Darles la vuelta.

6. Continúe cocinando hasta que el fondo esté dorado por otros cinco minutos.

7. Coloca las hamburguesas con una mezcla de batatas en un plato de toallas de papel y repítalas.

8. Servir y sabrosas empanadas.

* Refresca, marca y congela luego en la bolsa Ziploc. Cuando esté listo, ponlo en el horno durante 10 minutos a 300°C, o caliéntalo en una olla seca hasta que se caliente o congela en el refrigerador dentro de las 24 horas.

Valores nutricionales:

- Calorías 174,4

- Grasa total 9.5 g

- Grasa saturada 1,2 g

- Grasa poliinsaturada 2.5 g

- Grasa monoinsaturada 5.0 g

- Colesterol 93,4 mg

- Sodio 35,5 mg

- Potasio 176,2 mg

- Carbohidratos totales 18,5 g

- Fibra dietética 2,6 g

- Azúcares 0.0 g

- Proteína 4.5 g

CAPÍTULO 15. RECETAS DE ALMUERZO Y CENA INTEGRALES

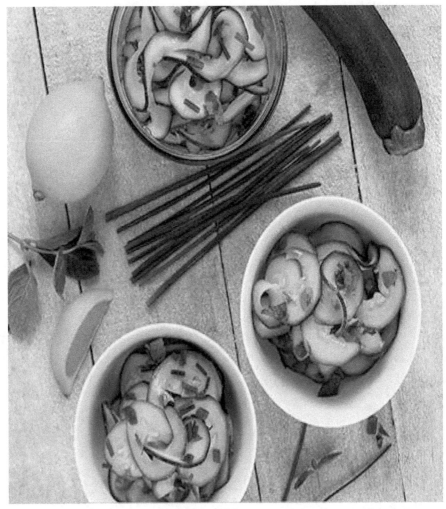

15.1 Ensalada de cinta de calabacín

(Listo en aproximadamente: 20 minutos | Porciones: 4 | Dificultad: Fácil)

Ingredientes:

- jugo de 1 limón

- 2 cucharadas de aceite de oliva

- ½ paquete pequeño de cebolletas, picadas

- ½ paquete pequeño de menta, picada

- 300g de calabacines

Direcciones:

1. Vierte el jugo de cítricos en un tazón grande y sazona bien con sal y pimienta. Luego aplica las hierbas en rodajas al aceite de oliva.

2. Coloca el calabacín en su conexión profunda de fideos a través de la espiral y usa las cintas en el plato. Pon todo junto y sirve de inmediato.

Valores nutricionales:

- kcal 72

- grasa 6g

- satura 1g

- carbohidratos 2g

- azúcares 2g

- fibra 1g

- proteína 2g

- sal 0g

15.2 Sopa de col rizada y manzana con nueces

(Listo en aproximadamente: 20 minutos | Porciones: 2 | Dificultad: Fácil)

Ingredientes:

- 8 mitades de nueces, partidas en pedazos

- 1 cebolla finamente picada

- 2 zanahorias ralladas gruesas

- 2 manzanas rojas, sin pelar y finamente picadas

- 1 cucharada de vinagre de sidra

- 500ml de caldo de verduras reducido en sal

- 200 g de col rizada, picada

- Paquete de 20 g de patatas fritas secas de manzana

Direcciones:

1. Cocina los fideos durante 2-3 minutos en una sartén seca antiadherente hasta que estén fritos, rotando regularmente para evitar que se quemen. Retirar del fuego y enfriar.

2. Pon el cacao grande y pon a hervir la cebolla, las zanahorias, las manzanas, el vinagre y el caldo. Reduce el gas, revuelve regularmente y cocina

a fuego lento durante 10 minutos.

3. Cuando la cebolla esté transparente y las manzanas sigan derritiéndose, aplicar la orina y freír durante 2 minutos más. Mueve con cuidado y mezcla muy fácilmente con una licuadora o licuadora. Colocar en tazones y servir con nueces tostadas y espolvorear con chips de manzana.

Valores nutricionales:

- Calorías kcal 403

- grasa 21g

- satura 2g

- carbohidratos 36g

- azúcares 25g

- fibra 9g

- proteína 12g

- sal 0.8g

CAPÍTULO 16. BEBIDAS

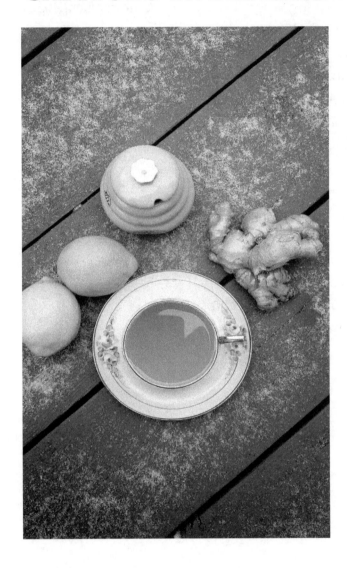

16.1 Té de miel y limón

(Listo en aproximadamente: 3 minutos | Porciones: 1 | Dificultad: Fácil)

Ingredientes:

- 1 taza de agua

- 2 cucharaditas de miel

- 1 cucharadita de jugo de limón fresco

- 1 cucharadita de azúcar blanca o al gusto

Direcciones:

1. Llena una taza de agua. Agrega el azúcar y deja correr 1 minuto y 30 segundos en el microondas. Agrega el jugo de limón y licúa hasta que se disuelva el dulzor, luego agrega el azúcar.

Valores nutricionales:

- 62,9 calorías;

- Proteína 0,1 g;

- Carbohidratos 16,9 g 6% Dv;

- Grasa 0g;

- Colesterol 0 mg;

- Sodio 0,7 mg.

16.2 Bebida de mango de Hong Kong

(Listo en aproximadamente: 20 minutos | Porciones: 2 | Dificultad: Fácil)

Ingredientes:

- ½ taza de tapioca perla pequeña

- 1 mango, pelado, sin semillas y cortado en cubitos

- 14 cubitos de hielo de cada uno

- ½ taza de leche de coco

Direcciones:

1. Cubre una olla con agua y hierva a fuego alto. Cuando el agua se caliente, pon las perlas y vuelva a hervir a fuego lento. Cocina las perlas de tapioca expuestas, a veces mezclando, durante 10 minutos.

2. Calienta durante 30 minutos. Escurrir bien en una rejilla poner en el desagüe, tapar y enfriar.

3. En la batidora, coloca el mango y el hielo y mezcla hasta que esté cremoso. Pega en 2 vasos altos las perlas de tapioca enfriadas, luego coloca el mango y agrega 1/4 taza de leche con chocolate a cada botella.

Valores nutricionales:

- 314,6 calorías;

- Proteína 1,7 g 4% Dv;

- Hidratos de carbono 52,9 g 17% Dv;

- Grasa 12,3 g 19% Dv;

- Colesterol 0 mg;

- Sodio 14,2 mg 1% Dv.

16.3 Mezcla de bebida caliente de moca

(Listo en aproximadamente: 10 minutos | Porciones: 12 | Dificultad: Fácil)

Ingredientes:

- 2 cucharadas de azucar blanca

- 2 cucharadas de leche en polvo en polvo

- 2 cucharadas de crema no láctea en polvo

- 1 cucharada de cacao sin azúcar

- 2-1 / 4 cucharaditas de café instantáneo en gránulos

Direcciones:

1. Mezcla el azúcar, la leche en polvo, la nata, el cacao y el café inmediato en una taza grande. Hasta que estén bien combinados, juntos. Almacena en un frasco que esté sellado.

2. Para comer, agrega de 2 a 3 cucharadas de mezcla de cacao al gusto de la leche. Calentar una taza de agua por parte.

Valores nutricionales:

- 27,9 calorías;

- Proteína 0,9 g 2% Dv;

- Hidratos de carbono 5,2 g 2% Dv;

- Grasa 0,6 g 1% Dv;

- Colesterol 0,4 mg;

- Sodio 12,5 mg 1% Dv.

16.4 Té con leche y miel - Estilo hong kong

(Listo en aproximadamente: 15 minutos | Porciones: 1 | Dificultad: Fácil)

Ingredientes:

- 2 bolsitas de té de pekoe de naranja cada una

- 1 taza de agua hirviendo

- 5 cubitos de hielo de cada uno

- 4 cucharaditas de leche condensada azucarada

- 3 cucharaditas de miel

Direcciones:

1. Remoja las bolsitas de té en agua caliente durante unos tres a cinco minutos antes de que el cambio de temperatura se vuelva rojo oscuro. Tira las bolsitas de té y enfría el té.

2. En una botella o coctelera, mezcla cubitos de hielo y leche condensada endulzada con miel. Trae el té y mezcla bien. Un té lácteo bueno y dulce está listo para que lo disfrutes (si el té aún se calienta, el hielo se puede derretir; agrega más hielo si lo deseas).

Valores nutricionales:

- 150,6 calorías;
- Proteína 2,1 g 4% Dv;
- Carbohidratos 32,4 g 11% Dv;
- Grasa 2,2 g 3% Dv;
- Colesterol 8,7 mg 3% Dv;
- Sodio 43,8 mg 2% Dv.

CAPÍTULO 17. POSTRES

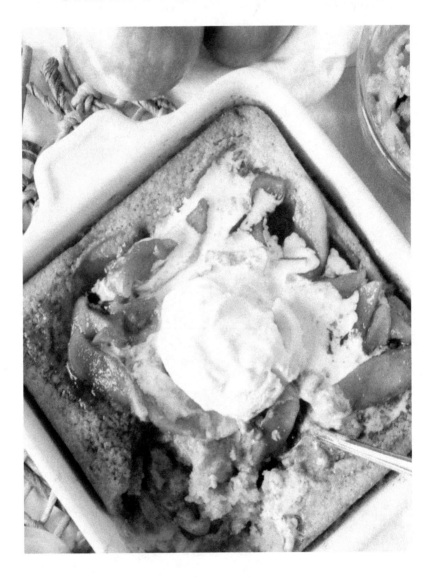

17.1 Pudín de manzana de virginia

(Listo en aproximadamente: 10 minutos | Porciones: 6 | Dificultad: Fácil)

Ingredientes:

- ½ taza de mantequilla derretida

- 1 taza de azucar blanca

- 1 taza de harina para todo uso

- 2 cucharaditas de polvo de hornear

- ¼ de cucharadita de sal

- 1 taza de leche

- 2 tazas de manzana pelada y picada

- 1 cucharadita de canela en polvo

Direcciones:

1. El horno se precalienta a 375 ° F (190 ° C).

2. Vierte la mantequilla, el azúcar, el almidón, la harina de repostería, la sal y la leche en una fuente para hornear pequeña hasta que quede suave.

3. Combina las manzanas y la canela en un plato apto para microondas. Manzanas blandas, de 2 a 5 minutos, con microondas. Vierte las manzanas en el centro de la masa.

4. Hornea por 30 minutos o hasta que esté crujiente en el horno precalentado.

Valores nutricionales:

- 384 calorías;

- proteína 3,8 g 8% DV;

- carbohidratos 57,5 g 19% DV;

- grasa 16,4 g 25% DV;

- colesterol 43,9 mg 15% DV;

- Sodio 343,3 mg 14% DV.

17.2 Crepes de postre

(Listo en aproximadamente: 10 minutos | Porciones: 8 | Dificultad: Fácil)

Ingredientes

- 4 huevos grandes, ligeramente batidos

- 1 ⅓ tazas de leche

- 2 cucharadas de mantequilla derretida

- 1 taza de harina para todo uso

- 2 cucharadas de azucar blanca

- ½ cucharadita de sal

Direcciones

1. Batir los huevos, la leche, la mantequilla derretida, el azúcar y la sal en un tazón grande hasta que quede suave.

2. A fuego lento, cocina en una sartén mediana

o bandeja para crepas. Con un cepillo o una toalla de papel, engrasa la sartén con una pequeña cantidad de mantequilla o aceite. Vierte aproximadamente 3 cucharaditas de masa para crepas en la sartén caliente con una cuchara para servir o un cucharón pequeño, inclinando la sartén para que la superficie del fondo quede uniformemente cubierta. Cocina por un lado durante 1 a 2 minutos, a fuego medio, o hasta que estén doradas. Sirve inmediatamente.

Valores nutricionales:

Por porción:

- calorías 164;

- proteína 6,4 g 13% DV;

- carbohidratos 17.2g 6% DV;

- grasa 7,7 g 12% DV;

- colesterol 111,1 mg 37% DV;

- sodio 234,5 mg 9% DV.

Conclusión

La comida es muy importante para los seres humanos, sin embargo, se ha perdido el aprecio por un concepto crucial; La nutrición. Es cierto que vivimos estilos de vida muy agitados donde es muy común encontrar trastornos de la alimentación y del sueño, por no hablar de otras afecciones como la diabetes o las enfermedades cardíacas. Es entonces donde debemos bajar la mirada y buscar en nuestros platos la respuesta.

La mayoría de las enfermedades ya mencionadas están directamente relacionadas con el tipo de dieta de la persona y con la lectura de este recetario consigues evitar enfermedades y puedes desarrollar más actividades de las que realizas actualmente. Es el momento de hacerte cargo de tu dieta y atreverte a descubrir preparaciones que generarán un cambio notable en tus medidas y en tu salud.

Recuérdalo:

1.- Nunca es tarde para empezar a cambiar un hábito.

2.- Las verduras no tienen que prepararse de forma aburrida.

3.- Deberías divertirte experimentando con tus propias recetas.

¡Empieza ahora y vive la experiencia de tener una vida más sana y sencilla!

CPSIA information can be obtained
at www.ICGtesting.com
Printed in the USA
BVHW040521190621
609641BV00021B/2960